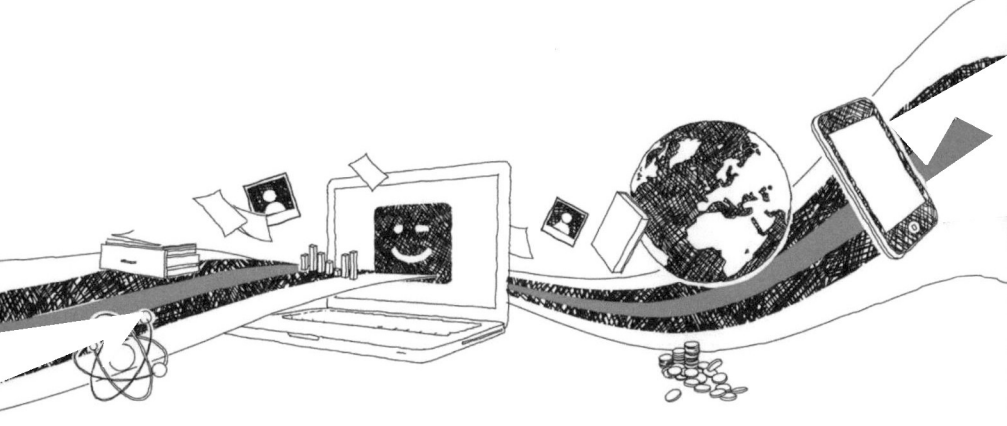
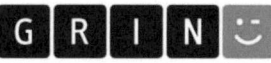

Die Auswirkungen der Corona-Pandemie auf die Pflege in Deutschland

Markus Lex

GRIN ☺

Bibliografische Information der Deutschen Nationalbibliothek:

Die Deutsche Nationalbibliothek verzeichnet diese Publikation in der Deutschen Nationalbibliografie; detaillierte bibliografische Daten sind im Internet über http://dnb.d-nb.de abrufbar.

ISBN: 9783346420466
Dieses Buch ist auch als E-Book erhältlich.

Druck und Bindung: Books on Demand GmbH, Norderstedt Germany
Gedruckt auf säurefreiem Papier aus verantwortungsvollen Quellen

Das vorliegende Werk wurde sorgfältig erarbeitet. Dennoch übernehmen Autoren und Verlag für die Richtigkeit von Angaben, Hinweisen, Links und Ratschlägen sowie eventuelle Druckfehler keine Haftung.

Das Buch bei GRIN: https://www.grin.com/document/1022199

TECHNISCHE UNIVERSITÄT MÜNCHEN

TUM School of Education
Fachgebiet: Sozialkunde

Seminararbeit: Die Auswirkungen der Corona Pandemie auf die Pflege in
Deutschland

Seminar: Transformationen der Arbeitsgesellschaft (Arbeiten unter Bedingungen von
Digitalisierung, sozial-ökologischem Wandel und Coronakrise)

Markus Lex

Studiengang Master Berufliche Bildung
Gesundheits- und Pflegewissenschaft/Sozialkunde

Inhaltsverzeichnis

1. Einleitung

Seit mehr als einem Jahr sieht sich die Gesellschaft und insbesondere das Gesundheitssystem mit einer globalen Pandemie konfrontiert. Maßnahmen, die zur Bekämpfung der Pandemie dienen, greifen massiv in das (arbeits-)gesellschaftliche Leben ein. Berufsverbote für Kulturschaffende, eine regelrechte Home-Office „Pflicht" und erhebliche Mehrarbeit im Gesundheitsbereich sind nur einige Beispiele für die Veränderungen durch die Corona-Pandemie. Mehr denn je muss sich die Frage gestellt werden, wie sich die Arbeitsgesellschaft nachhaltig entwickeln kann. Dabei wird nachhaltige Arbeit wie folgt definiert: „Nachhaltige Arbeit fordert die menschliche Entwicklung, während sie gleichzeitig unerwünschte Nebenwirkungen und nachteilige Folgen verringert und beseitigt." (Deutsche Gesellschaft für die Vereinten Nationen & BWV Berliner Wissenschafts-Verlag GmbH, 2015, p. 18) Das Corona-Virus und dessen Folgen bedeuten weitreichende Auswirkungen auf den Gesundheitssektor. Dabei rückte vor allem die Pflege als größte Berufsgruppe in diesem Sektor in den Fokus der medialen Berichterstattung. Pflegekräfte wurden als „Helden" der Coronakrise benannt und ihnen wurde während des ersten Lockdowns von den Balkonen der Menschen applaudiert. Die Anerkennung für diese Berufsgruppe war scheinbar nie größer, da die Relevanz für eine pflegerische Versorgung durch die Pandemie schmerzlich sichtbarer geworden ist. Dabei ist eben diese Berufsgruppe nicht erst seit Aufkommen der Pandemie enorm wichtig oder besser gesagt „systemrelevant", wie es seit der Krise zu vernehmen ist. Der demografische Wandel schreitet voran und damit auch der Bedarf an qualifiziertem Pflegepersonal. Dass im Pflegebereich seit Jahren bereits ein „Pflegenotstand" herrscht, wurde in den letzten Jahren allerdings nur unzureichend mit Beachtung gewürdigt bzw. waren/sind die Probleme so groß, dass eine Lösung innerhalb des komplexen Gesundheitssystems nur schwer zu finden ist. Nun befindet sich das Pflegepersonal nicht nur in einem jahrelangen chronischen Notstand, sondern inmitten einer Pandemie, die erhöhte Arbeitsbereitschaft, erhöhten Arbeitsaufwand und gleichzeitig ein persönliches Ansteckungsrisiko für Pflegekräfte befördert. Dass das Pflegepersonal in den Blickpunkt der gesellschaftlichen, medialen und politischen Aufmerksamkeit gerückt ist, ist dabei als große Chance für die Berufsgruppe zu begreifen, um die Arbeitsbedingungen nachhaltig zu verbessern.

2. Fragestellung

Welche Auswirkungen hat die Corona-Pandemie auf den Pflegesektor in Deutschland?

3. Hauptteil

Die Beantwortung der Fragestellung erfordert eine Einordnung der Begrifflichkeiten, weshalb zunächst das Corona-Virus als Auslöser für die aufgeworfene Fragestellung betrachtet werden soll. Dabei sollen insbesondere das durch das Virus ausgelöste Krankheitsbild, die pandemischen Auswirkungen und die Corona-Epidemie in Deutschland dargestellt werden. Ausgehend von dieser Darstellung soll der Pflegesektor in Deutschland im Lichte der Krise beleuchtet werden. Dabei wird versucht die Situation der Pflege vor, während und nach der Corona-Krise darzustellen.

3.1 Auslöser einer weltweiten Krise

Das Corona-Virus bestimmt seit Anfang 2020 das gesellschaftliche, politische und wirtschaftliche Leben in bislang ungekanntem Ausmaß weltweit. Dabei stellt sich die Frage, was genau das Corona-Virus ist und warum dessen Auswirkungen weltweit spürbar sind.

3.1.1 SARS-CoV-2

Zunächst gilt es das Virus zu definieren und die Begrifflichkeiten zu klären. Grundlegend muss das Virus (SARS-CoV-2) von dem durch das Virus ausgelösten Krankheitsbild (COVID-19) unterschieden werden.

„SARS-CoV-2 ist ein zur Familie der Coronaviren gehöriges RNA-Virus, das nach bisherigem Stand – wie die erste SARS-Epidemie in den Jahren 2002/2003 – zoonotisch auf den Menschen übertragen wurde (Stand: April 2020). SARS-CoV-2 kann die CO-VID-19 genannte Erkrankung des Respirationstrakts auslösen." (Deutsches Zentrum für Infektionsforschung, 2020)

Das Robert Koch Institut definiert das klinische Bild von COVID-19 mit Hilfe von drei Merkmalen. Dabei muss mindestens eines der Kriterien „akute respiratorische Symptome jeder schwere, neu aufgetretener Geruchs- oder Geschmacksverlust, krankheitsbedingter Tod" (Robert Koch Institut, 2020) erfüllt sein. Neben dem klinischen Bild erfolgt der Nachweis von SARS-CoV-2 vor allem über einen positiven PCR-Test.

3.1.2 Corona-Pandemie

Um den Begriff der Pandemie klären zu können ist zunächst der Begriff der Epidemie zu definieren, denn eine „Pandemie bezeichnet eine weltweite Epidemie." (Robert Koch Institut, 2009) Dabei ist eine Epidemie definiert als:

„Erkrankungswelle, epidemisches Geschehen (veraltet: Seuchengeschehen); im Vergleich zur Ausgangssituation treten bestimmte Erkrankungsfälle mit einheitlicher Ursache vermehrt auf, der Prozess ist zeitlich und räumlich begrenzt. Der Begriff bezieht sich meist auf Infektionskrankheiten, dies ist aber keine Bedingung. Eine besonders hohe Zahl an Erkrankungen, eine besondere gesellschaftliche Bedeutung oder eine Gefährdung vieler Personen sind ebenfalls keine notwendigen Bedingungen, obwohl eine Epidemie im üblichen Sprachgebrauch meist mit diesen Merkmalen verknüpft wird." (Kiehl, 2015, p. 34)

Mit dem erstmaligen Auftreten Ende 2019 bzw. dem erstmaligen labortechnischen Nachweis (Anfang Januar 2020) von SARS-CoV-2 beginnt eine weltweite Ausbreitung der Viruskrankheit. Laut der Weltgesundheitsorganisation (WHO) sind derzeit (Stand 16.03.2021) **119.791.453** SARS-CoV-2 Infektionen und **2.652.966** Todesfälle weltweit bestätigt. (World Health Organization, 2021) Aus diesen Zahlen wird die enorme Tragweite der viralen Erkrankung deutlich.

Durch die weltweite Vernetzung hat SARS-CoV-2 auch Deutschland relativ früh erreicht. Seit dem 03.01.2020 wurden laut der WHO (Stand 17.03.2021) **2.581.329** SARS-CoV-2 Infektionen und **73.656** Todesfälle gemeldet.

3.2 Pflege in Deutschland

Die Ausbreitung von SARS-CoV-2 betrifft vor allem den Gesundheitssektor und damit die Pflege in einem sehr hohen Maße. Durch die Viruserkrankung und die dadurch erforderlichen Maßnahmen bei der Versorgung der Patienten wird das Gesundheitssystem sehr stark belastet. Dabei ist die Pflege in Deutschland nicht erst seit dem Ausbruch der Pandemie in einer Krise. Vielmehr wird diese Krise durch die Pandemie verschärft und deutlich sichtbar aufgrund der medialen Aufmerksamkeit. Aus diesem Grund soll zunächst die Situation der Pflege vor der Corona-Pandemie dargestellt werden.

3.2.1 Der Pflegesektor bis 2019

Laut der BUNDESAGENTUR FÜR ARBEIT waren 2019 „in Deutschland **1,7 Millionen Pflegekräfte** in der Kranken- und Altenpflege sozialversicherungspflichtig beschäftigt." (2020, p. 4) Dabei ist eine klare Tendenz erkennbar, dass die absolute Zahl an sozialversicherungspflichtigen Pflegekräften in den letzten Jahren zugenommen hat. Während 2015 noch **514.000** Menschen eine pflegerische Tätigkeit in der **Altenpflege** ausübten, waren bereits 2019 **85.000** Pflegekräfte mehr und demnach insgesamt **601.000** Menschen in der Altenpflege beschäftigt. Gleichzeitig kann ein leichter Anstieg der Pflegekräfte in der Krankenpflege konstatiert werden. In diesem Bereich waren im Jahr 2015 **1.000.000** Pflegekräfte und im Jahr 2019 **1.009.000** tätig. (Bundesagentur für Arbeit, 2020, pp. 6–7) Diese Entwicklung ist grundsätzlich positiv zu bewerten. Allerdings zeigen diese Zahlen nicht das eigentliche Problem des Mangels an Fachkräften in der Pflege, welcher seit mehreren Jahren herrscht und dadurch die Arbeitsbedingungen massiv beeinflusst. „Bereits in 2003 wurde in einem der ersten Pflege-Thermometer durch das Deutsche Institut für angewandte Pflegeforschung festgestellt, dass eine Unterdeckung von rund 12.600 Vollzeitstellen zu verzeichnen war und dass dieser Mangel sich bezogen auf die Pflegenden durch hohe Überstunden (9 Millionen) und wachsende Arbeitsverdichtung bemerkbar macht." (Deutsches Institut für angewandte Pflegeforschung e.V., 2018, p. 32) Der sogenannte Pflegenotstand ist demnach kein Problem, welches erst seit kurzem auftritt. Derzeit bestätigt die BUNDESAGENTUR FÜR ARBEIT einen bundesweiten Fachkräftemangel für examinierte Fachkräfte und Spezialisten in der Altenpflege und der Gesundheits- und Krankenpflege. Dieser Fakt wird dadurch verstärkt, dass einige Unternehmen vakante Stellen der Bundesagentur für Arbeit nicht mehr melden, da Stellen auch nach längerer Zeit nicht besetzt werden aufgrund fehlender adäquater Bewerbungen. (Deutsches Institut für angewandte Pflegeforschung e.V., 2018) Neben dem Fachkräftemangel sorgt ein weiterer Trend für zusätzliches Unbehagen in der stationären Krankenhausversorgung. Die Ökonomisierung des Gesundheitssystems führte letztlich meiner Einschätzung nach zu einer Fehlbewertung der Pflege. Pflegekräfte wurden betriebswirtschaftlich vor allem als Kostenfaktor betrachtet, während durch ärztliches Personal (in Form von Fallpauschalen) Gewinn erzielt wird. (Mittlerweile werden allerdings Pflegeleistungen ebenfalls abrechnungstechnisch erfasst) Ähnlich bewertet dies auch WINKER und betont, dass „Gesundheit keine Ware sein soll und die Fallkostenpauschalen eine Fehlallokation hervorrufen, da über diese weder genügend Pflegepersonal noch die Notfallvorhaltung etwa von Krankenhausbetten finanziert werden können." (2020, pp. 398–399) So stieg die Zahl der Ärztinnen und Ärzte in den letzten 30 Jahren stetig. „Während die Zahl der Kliniken und der Betten von 1991 bis 2018 zurückging, wurde das ärztliche Personal im selben Zeitraum aufgestockt: Die Zahl der jahresdurchschnittlichen Vollzeitäquivalente im ärztlichen Dienst stieg um 73 % auf 165.000 im Jahr 2018." (Statistisches Bundesamt, 2020) Demgegenüber war „die Zahl der Vollzeitäquivalente mit 331.000 im Jahr 2018 nur geringfügig höher als 1991 (326.000)" (Statistisches Bundesamt, 2020) im Bereich der Pflege. Dies ist nicht etwa mit einem Rückgang der zu versorgenden Patienten zu begründen, sondern schlicht mit einem Mehraufwand seitens der Pflege. Dabei lohnt sich ein internationaler Vergleich: „So kommen in den USA durchschnittlich 5,3 Patienten auf eine Pflegefachkraft, in den Niederlanden 7, in Schweden 7,7 und in der Schweiz 7,9. In Deutschland muss sich

laut der Studie dagegen eine Krankenschwester im Schnitt um 13 Patienten küm-
mern." (Doelfs, 2017) Demgegenüber steht ein durchschnittlicher Verdienst in der
Pflege. Laut der BUNDESAGENTUR FÜR ARBEIT verdienen Fachkräfte in der Pflege
monatlich durchschnittlich 3.052 € brutto. (2020, p. 7)

Dass fehlendes Personal zu einer erheblichen Belastungssituation (in Form von Überstunden und mehr zu versorgende Patienten pro Pflegekraft) für das Pflegepersonal
führt, dürfte ersichtlich werden. Um die Versorgungsqualität zu sichern hat der Gesetz-
geber mittels Pflegepersonaluntergrenzen einen rechtlichen Rahmen für die Mindest-
besetzung von Pflegepersonal gelegt. (Verordnung zur Festlegung von Pflegepersonaluntergrenzen in pflegesensitiven Bereichen in Krankenhäusern für das Jahr 2021
(Pflegepersonaluntergrenzen-Verordnung - PpUGV), 2020) Dadurch soll eine zu
starke Beanspruchung und Belastung des Pflegepersonals verhindert werden. Doch
nicht nur die personelle Situation ist als Faktor für die Belastung des Pflegesektors zu
benennen. So sind z. B. Pflegekräfte „häufiger mit Zeitdruck und Hetze konfrontiert als
Beschäftigte in anderen Berufen […] und fühlen sich dadurch auch häufiger belastet"
(Rothgang et al., 2020, p. 155)

	Persönliche Belastungen	Strukturelle Belastungen
Physisch	- (Schwere) körperliche Arbeit	- Schichtarbeit - Personelle Situation
Psychisch	- Verantwortung - Umgang mit schweren Krankheiten & Tod	Hoher Dokumentationsaufwand - Schichtarbeit - Personelle Situation

Abbildung 1: Dimensionen der Pflegebelastung

Wie aus Abbildung 1 ersichtlich wird, ist die Tätigkeit in der Pflege durch mehrere Fak-
toren potenziell für Beschäftigte belastend. Dabei können die Belastungsfaktoren in
persönliche und strukturelle Belastungen sowie in physische und psychische Belastungen unterteilt werden. Hierbei ist zu beachten, dass sich die verschiedenen Dimensionen der Pflegebelastung gegenseitig beeinflussen. (Die Abbildung hat keinen An-
spruch auf Vollständigkeit)

Insgesamt seien Pflegekräfte laut dem BARMER Pflegereport 2020 etwa dreimal so häufig mit den körperlichen Arbeitsbedingungen unzufrieden wie Beschäftigte in sonstigen Berufen. (2020, p. 147) Zudem geht aus dem Report hervor, dass der Arbeitsalltag von Pflegepersonal negativen Einfluss hinsichtlich der körperlichen Gesundheit haben kann. „Pflegekräfte müssen häufig körperlich schwer und in Zwangshaltungen arbeiten und haben infolge des erhöhten Zeitdrucks weniger Entlastungsmöglichkeiten." (Rothgang et al., 2020, p. 165) Dementsprechend ist die subjektive Selbsteinschätzung der Gesundheit im Vergleich zu anderen Berufsgruppen deutlich geringer. "Nur 27 Prozent der Altenpflegefachkräfte bezeichnen ihren Gesundheitszustand als sehr gut oder ausgezeichnet. Von den Altenpflegehilfskräften sind es sogar nur 22 Prozent. Von den Beschäftigten in sonstigen Berufen bezeichnen hingegen 36 Prozent ihren Gesundheitszustand als sehr gut oder ausgezeichnet" (Rothgang et al., 2020, p. 165)

Hinsichtlich der psychischen Gesundheit sind ebenfalls höhere Belastungen vor allem in der Altenpflege erkennbar. So geben „40 Prozent der Altenpflegefachkräfte an, häufig eine gefühlsmäßige Belastung durch die Arbeit zu empfinden." (Rothgang et al., 2020, p. 154) Dieser Wert ist durchaus besorgniserregend, da nur „von 13 Prozent der Beschäftigten in sonstigen Berufen [...] solche Belastungen berichtet" (Rothgang et al., 2020, p. 154) werden. Schicht- und Wochenendarbeit sind mitunter im Pflegesektor stark verbreitet. Laut dem DGB-Index Gute Arbeit 2016–2019 geben rund 73 Prozent der Pflegekräfte an am Wochenende zu arbeiten. (Im Vergleich zu anderen Berufsgruppen mit rund 28 Prozent) Zudem arbeiten 62 Prozent in Schichtarbeit. (Im Vergleich zu anderen Berufsgruppen mit rund 16 Prozent). Schicht- und Wochenendarbeit können die psychische und die physische Gesundheit erheblich beeinträchtigen. In einer Studie über den Einfluss von Schichtarbeit auf das individuelle Schlafverhalten wurde deutlich, „dass durch das Schichtsystem bei fast allen Schichtarbeitern/-innen ein gestörter Schlaf-Wach-Rhythmus vorliegt und zudem bei vielen nachgewiesen wurde, dass auch Insomnien und eine erhöhte Tagesmüdigkeit bestehen." (Lischewski, 2016, p. 85)

Pflegekräfte sind demnach ohnehin erheblichen physischen und psychischen Belastungen ausgesetzt. Diese Belastungssituation verschärft sich durch die Pandemie und deren Auswirkungen auf den Pflegesektor.

3.2.2 Pflege in Zeiten von Corona

Mit dem Ausbruch der Corona Pandemie wurde vermutlich erstmals der breiten Gesellschaft in einem größeren Zusammenhang bewusst, wie wichtig die Arbeit in der Pflege für die Gesellschaft selbst ist. Applaus gab es von den Balkonen der Menschen, die während des Lockdowns versuchten, ihre Dankbarkeit für die Arbeit des medizinischen Personals zu zeigen. Als konkrete Maßnahme gegen die Belastungen im Bereich der Pflege kann dies freilich nicht gelten. Allerdings ist die gesellschaftliche Aufwertung des Pflegeberufes mit Sicherheit ein Schritt in die richtige Richtung. Während der ersten Welle der Corona-Pandemie im Frühjahr 2020 konnte eine große mediale Aufmerksamkeit für den Pflegesektor wahrgenommen werden. Dass diese Aufmerksamkeit bisher wenig an den Arbeitsbedingungen geändert hat, dürfte als Alarmsignal angesehen werden. So kann grundsätzlich konstatiert werden, dass die Corona-Pandemie die Belastungssituation der Pflege weiter verschärft. „Die Ausbreitung von CO-VID-19 und die damit verbundene veränderte berufliche Situation führt bei Pflegefachkräften zu einer signifikanten Zunahme von depressiven Symptomen, Ängsten, Schlafproblemen und Distress." (Rheindorf et al., 2020, p. 51) Dass diese Zunahme die ohnehin schwierige Situation in der Pflege (siehe Abbildung 1) verschärft, zeigt die prekäre Lage der Pflege. Vor allem Pflegekräfte, die COVID-19 Erkrankte betreuen, sind massiven zusätzlichen physischen und psychischen Belastungen ausgesetzt.

Dies hat mehrere Ursachen wie den erhöhten Mehraufwand durch Isolationsmaßnahmen der Patienten, die Gefahr vor einer möglichen Ansteckung, die Gefahr Familienangehörige und Freunde mit dem Virus zu infizieren oder die Aufwändige Versorgung von COVID-19 Patienten. Die gesonderte Betrachtung der Isolationsmaßnahmen erscheint mir dabei besonders wichtig, da diese einen erheblichen organisatorischen Mehraufwand bedeuten. Der Vorgang des Anlegens der Schutzausrüstung erfordert bereits zusätzlich Zeit und Pflegemaßnahmen müssen gebündelt werden. Die pflegerische Versorgung erfordert allerdings häufig dynamisches Handeln in verschiedenen Situationen, was mehrmaliges An- und wieder Ausziehen von Schutzausrüstung bedeutet. Gleichzeitig stellt die Schutzausrüstung selbst einen belastenden Faktor dar, da die körperliche Arbeit bei der Versorgung von Patienten unter der Schutzausrüstung zur Kraftanstrengung wird. Gleichzeitig ist die Isolation für die Patienten selbst schwer zu verarbeiten und das Pflegepersonal häufig erster Ansprechpartner für besorgte Angehörige. Der veränderte Gesundheitszustand und die soziale Isolation stellen für Patienten eine erhebliche Krisensituation dar, die es seitens des medizinischen Personals und vor allem durch die Pflege, da die Pflege die meiste Zeit am Patienten verbringt, zu betreuen gilt. So ist auch die Gefahr einer Ansteckung für Pflegekräfte überdurchschnittlich hoch. Dies hat eine soziale Eigenisolation der Pflegepersonen zur Folge, da stets davon ausgegangen werden muss, dass man Träger der Viruskrankheit sein könnte. Wichtige Kontaktpersonen wie Eltern und Großeltern werden teilweise präventiv nicht mehr besucht. In einer Querschnittsstudie von WILDGRUBER et al. geben mehr als 80 Prozent in einer Online-Befragung an, sich um die Gesundheit von Angehörigen und Freunden zu sorgen. (siehe Abbildung 2)

Item	Zustimmung in %			
	Trifft zu / trifft eher zu	Teils / teils	Trifft eher nicht zu / trifft nicht zu	n
Die aktuelle COVID-19-Pandemie stresst mich in meinem Arbeitsalltag	53,6	31,9	14,5	1164
Ich mache mir Sorgen um die Gesundheit von Angehörigen/Freundinnen/Freunden	83,0	12,5	4,5	1156
Ich mache mir Sorgen um die Gesundheit von Patienten/Patientinnen/Bewohnern/Bewohnerinnen	73,3	17,6	9,1	1150
Ich mache mir Sorgen um meine eigene Gesundheit	39,4	28,6	32	1156

Abbildung 2: Belastungserleben im Gesundheitssektor (Wildgruber et al., 2020, p. 303)

Die Pflege von Patienten ohne ausreichendes und qualifizierten Personal stellt weiter für die Pflegenden eine erhebliche Belastung dar. So ist seit dem 1. Februar 2021 z. B. eine examinierte Pflegekraft auf einer Intensivstation im Tagdienst für maximal zwei Patienten verantwortlich. (vgl. (Verordnung zur Festlegung von Pflegepersonaluntergrenzen in pflegesensitiven Bereichen in Krankenhäusern für das Jahr 2021 (Pflegepersonaluntergrenzen-Verordnung - PpUGV), 2020, p. 5) Besonders pikant bzgl. dieser Untergrenzen: Während der ersten Welle in der Corona-Pandemie wurden diese zur „Notversorgung" und zum Wohl der Patienten ausgesetzt. Natürlich genießt die Gesundheit der Patienten höchste Priorität und das Pflegepersonal konnte in dieser Notsituation natürlich auch (mal wieder?) zurückstecken. Allerdings kamen z. B. aus Niedersachsen völlig falsche Signale. „Dort ist seit 1. November eine Allgemeinverfügung des Sozialministeriums in Kraft, die die Höchstarbeitsgrenze für Beschäftigte in Kliniken und Heimen aushebelt – schon das zweite Mal in diesem Jahr. Bis Ende Mai

2021 sind Zwölfstundenschichten erlaubt, wo vorher eine Achtstundenschicht galt." (Heeser, 2020, p. 24) Die Bekämpfung der Pandemie erfolgte demnach in erster Linie auf dem Rücken des medizinischen Personals, was auch von staatlicher Seite bestätigt wurde. „Zu Beginn der SARS-CoV-2-Pandemie war eine sehr kurzfristige Anpassung der Arbeitsabläufe und der personellen Vorgaben in den Krankenhäusern geboten, mit dem Ziel, die Krankenhäuser von den Vorgaben zum Pflegepersonaleinsatz in pflegesensitiven Bereichen zu entlasten. Hierzu zählte auch die befristete Aussetzung der Anwendung der Regelungen der Pflegepersonaluntergrenzen-Verordnung (PpUGV) mit Wirkung vom 1. März 2020." (Bundesministerium für Gesundheit, 2021)

Darüber hinaus muss die Pflegepersonaluntergrenze in Hinblick auf das Krankheitsbild von COVID-19 kritisch beurteilt werden. „Es gelten PPUG für die Intensivstationen, die aber nicht nach Art der Patienten unterscheiden: Tagsüber eine Intensivpflegekraft für 2,5 Betten, nachts sogar für 3,5 Betten. Ideal bei Covid-Patienten mit schweren Verläufen wäre eigentlich eine 1:1-Betreuung, die aber angesichts der angespannten Personallage nicht wirklich umsetzbar ist." (Heeser, 2020, p. 24) Dass für eine adäquate Versorgung von Covid-Patienten eigentlich mehr Pflegepersonal notwendig wäre, wird demnach durch die Pflegepersonaluntergrenze nicht berücksichtigt. Vielmehr kann die im Grunde positive Maßnahme zu einer langfristigen Zementierung der Verhältnisse führen. „Die Untergrenzen wurden in der Vergangenheit zu schnell als Obergrenzen zweckentfremdet." (Hermes & Ochmann, 2020, p. 497)

Die Verschlechterung der ohnehin bereits prekären Arbeitsbedingungen könnten langfristig nach der Corona-Pandemie zu einer Kündigungswelle führen. (Emundts, 2021)

3.2.3 Zukunft der Pflege nach Corona

Dass nach der Corona-Pandemie ein Kündigungswelle im Pflegesektor droht, erscheint mir etwas unwahrscheinlich. Allerdings haben „54 Prozent der befragten Pflegekräfte aus dem Pflexit-Monitor [...] über einen Berufsausstieg nachgedacht. 72 Prozent davon nennen als Hauptgrund den permanenten Personalmangel." (Rothgang et al., 2020, p. 208) Wenngleich einige Pflegekräfte einen vollständigen Berufsausstieg vollziehen, wird der Großteil dem Pflegesektor erhalten bleiben. Allerdings gilt es den permanenten Personalmangel aktiv zu bekämpfen. Die eingangs erwähnte mediale

Aufmerksamkeit muss als Chance für Verbesserungen innerhalb des Pflegesektors genutzt werden. So ist die grundsätzliche Anerkennung für den Pflegeberuf innerhalb der deutschen Gesellschaft sehr groß. Nach dem Beruf Arzt/Ärztin ist der Beruf der Krankenschwester laut der Allensbacher Berufsprestige-Skala der zweit angesehenste Beruf mit 63 Prozent Zustimmung. (Vgl. Forschungsgruppe Weltanschauungen in Deutschland, 2017) Das hohe Ansehen und die mediale Aufmerksamkeit müssen nun für Reformen innerhalb des Pflegesektors genutzt werden. Vor allem in Hinblick auf die Herausforderungen des demografischen Wandels und der chronischen Überlastung des Pflegepersonals, müssen diese Reformen dringend in nächster Zeit erfolgen. In der Studie über das Erleben der Coronapandemie durch RHEINDORF konnten sich Teilnehmer in einer „Wunschbox" über zukünftig notwendige Reformen und Verbesserungen äußern. Diese Möglichkeit nutzten 230 Teilnehmer/innen und formulierten freitextliche Kommentare, wobei Folgende häufig geäußert wurden:

- „Ausreichender Gesundheitsschutz, Ausstattung der Berufsgruppe mit Schutzmaterial

- Grundsätzliche Verbesserung der Arbeitsbedingungen in allen Fachbereichen/Settings

- Dauerhafte gesellschaftliche und monetäre Anerkennung

- Aufwertung des beruflichen Ansehens" (Rheindorf et al., 2020, p. 53)

Anhand dieser vier „Reformwünsche" innerhalb des Pflegesektors lässt sich erkennen, dass teilweise die gesellschaftlichen Grundlagen bzgl. der Aufwertung des beruflichen Ansehens gegeben sind. Ob die gesellschaftliche Anerkennung dauerhaft besteht, kann derzeit nicht beantwortet werden. Zudem ist mittlerweile ausreichend Gesundheitsschutz und die Ausstattung der Berufsgruppe mit Schutzmaterial gegeben. Dass sich die Arbeitsbedingungen in allen Fachbereichen/Settings sich nicht grundsätzlich verbessert haben, dürfte aus dem Hervorgegangen deutlich geworden sein. Hierbei sei erneut ausdrücklich auf den Pflegepersonalmangel hingewiesen. Dieser ist nur in Verbindung mit einem erheblichen Reformbestreben in Verbindung mit monetärer An-erkennung zu beheben.

Auch in Hinblick auf die Gewinnung von neuen Pflegefach-kräften muss der Beruf attraktiver werden. „Die auch zuvor schon erheblichen Belas-tungen des Pflegepersonals werden durch die Pandemie noch weiter verstärkt. Soll eine systematische Überforderung der Pflegekräfte verhindert werden, ist es daher vongrößter Bedeutung, die Personalausstattung nachhaltig und in hinreichendem Ausmaß zu erhöhen." (Rothgang, Domhoff et al., 2020, p. 274)

4. Schluss

Die Auswirkungen der Corona-Pandemie auf den Pflegesektor sind vielfältig. Ein erhebliches Maß an Mehrarbeit ist im Pflegesektor zu verzeichnen, Pflegepersonal ist überdurchschnittlich häufiger der Gefahr einer SARS-CoV-2 Infektion ausgesetzt und die Betreuung von COVID-19 Patienten ist Zeit- und Arbeitsintensiv. Der Zustand der Pflege in Deutschland war bereits vor der Corona-Pandemie extrem angespannt, weshalb die zusätzliche Belastung sich massiv auf die Pflegekräfte auswirkt.

Es müssen nun die Arbeitsbedingungen und Attraktivität für den Beruf verbessern, um einen Kollaps der Pflege zu verhindern und den Pflegesektor im Sinne nachhaltiger Arbeit zu gestalten. Dabei sind fehlende Arbeitskräfte in der Pflege fatal, da zum einen die Arbeitsbelastung steigt und damit die Versorgungsqualität insgesamt sinkt und zum anderen dadurch nachteilige Folgen bzgl. der Arbeitszufriedenheit der Pflegekräfte zu befürchten sind. Dementsprechend sollten „Politik, Gesellschaft und Führungskräfte […] die Bedürfnisse der Pflegefachpersonen in der direkten Versorgung identifizieren und auf diese eingehen, um eine gute Versorgung zu gewährleisten." (Rheindorf et al., 2020, p. 53)

Die Pflege ist metaphorisch gesprochen mit SARS-CoV-2 infiziert. Der Pflegesektor befand sich bereits lange vor dem Ausbruch 2019 in der Inkubationszeit (Zahl der Pflegekräfte in Krankenhäusern stagnierte während die Zahl der Ärzte zunahm), Symptome (Belastungserscheinungen der Pflege wie Überstunden, Berufsunfähigkeit und Berufsausstieg) traten bereits auf, jedoch wurde das Krankheitsbild (Fachkräftemangel) nicht diagnostiziert bzw. behandelt. Nun ist der Pflegesektor im Akutstadium der Krankheit und ist von den Belastungen stark bedroht. Ein Impfstoff ist bereits zur Verfügung (Arbeitskraft), jedoch wurde dieser nicht in ausreichendem Maß produziert bzw. bestellt. (Arbeitsbedingungen und Bezahlung im Pflegesektor unattraktiv)

References

Bundesagentur für Arbeit (Ed.). (Mai 2020). *Arbeitsmarktsituation im Pflegebereich.* Nürnberg. https://www.google.de/url?sa=t&rct=j&q=&esrc=s&source=web&cd=&ved=2ahU-KEwij3fe2k7fvAhXLyYUKHWEaBacQFjADegQIAxAD&url=https%3A%2F%2Fsta-tistik.arbeitsagentur.de%2FDE%2FStatischer-Content%2FStatistiken%2FThemen-im-Fokus%2FBerufe%2FGenerische-Publikationen%2FAlten-pflege.pdf%3F__blob%3DpublicationFile%26v%3D8&usg=AOvVaw1TDMOze-AMZXa5j9anAHxKw

Verordnung zur Festlegung von Pflegepersonaluntergrenzen in pflegesensitiven Be-reichen in Krankenhäusern für das Jahr 2021 (Pflegepersonaluntergrenzen-Ver-ordnung - PpUGV), November 9, 2020.

Bundesministerium für Gesundheit. (2021). *Pflegepersonaluntergrenzen.* https://www.bundesgesundheitsministerium.de/personaluntergrenzen.html

Deutsche Gesellschaft für die Vereinten Nationen; BWV Berliner Wissenschafts-Ver-lag GmbH. (2015). *Arbeit und menschliche Entwicklung* (Deutsche Ausgabe). *Be-richt über die menschliche Entwicklung: Vol. 2015.* Berliner Wissenschafts-Verlag GmbH.

(2018). *Pflege-Thermometer 2018: Eine bundesweite Befragung von Leitungskräften zur Situation der Pflege und Patientenversorgung in teil-/vollstationären Pflege.* Köln. Deutsches Institut für angewandte Pflegeforschung e.V. https://www.dip.de/fileadmin/data/pdf/projekte/Pflege_Thermometer_2018.pdf

Deutsches Zentrum für Infektionsforschung. (2020). *SARS-CoV-2.* https://www.dzif.de/de/glossar/sars-cov-2

Doelfs, G. (2017). Deutschland hinkt international hinterher. *Klinik Management Aktu-ell, 22,* 6.

Emundts, C. (2021). *Pflegebranche am Limit: Kündigungswelle erwartet.* https://www.tagesschau.de/inland/gesellschaft/neuer-pflegenotstand-durch-corona-101.html

Forschungsgruppe Weltanschauungen in Deutschland. (2017). *Berufsprestige 2013-2016.* https://fowid.de/meldung/berufsprestige-2013-2016-node3302

Heeser, A. (2020). Hart am Limit: Die zweite Corona-Welle rollt. Betten und Schutz-ausrüstung reichen dieses Mal. Doch es fehlt an spezialisierten Pflegekräften. *Kli-nik Management Aktuell, 25,* 22–25.

Hermes, C., & Ochmann, T. (2020). Sektion Pflege zur aktuellen Situation der Inten-sivpflege in Deutschland : Arbeitsgruppe der Sektion Pflege der Deutschen Gesell-schaft für Internistische Intensivmedizin und Notfallmedizin (DGIIN) [Nursing Divi-sion on the current intensive care situation in Germany : Working group of the Nursing Division of the German Society of Medical Intensive Care and Emergency Medicine (DGIIN)]. *Medizinische Klinik, Intensivmedizin und Notfallmedizin, 115*(6), 495–497. https://doi.org/10.1007/s00063-020-00705-z

Kiehl, W. (Ed.). (2015). *Infektionsschutz und Infektionsepidemiologie: Fachwörter - Definitionen - Interpretationen.* RKI.

Lischewski, D. (2016). *Der Einfluss von Schichtarbeit auf das individuelle Schlafverhalten im Vergleich verschiedener Berufsgruppen* [Dissertation]. Universitätsmedizin Berlin, Berlin.

Rheindorf, J., Blöcker, J., Himmel, C., & Trost, A. (2020). Wie erleben Pflegefachpersonen die Corona-Pandemie? *Pflege Zeitschrift, 73*(8), 50–53. https://doi.org/10.1007/s41906-020-0761-4

Robert Koch Institut. (2009). *Was ist eine Pandemie?* https://www.rki.de/SharedDocs/FAQ/Pandemie/FAQ18.html

Robert Koch Institut. (2020). *Coronavirus-Krankheit-2019 (COVID-19) (SARS-CoV-2).* https://www.rki.de/DE/Content/InfAZ/N/Neuartiges_Coronavirus/Falldefinition.pdf?__blob=publicationFile

Rothgang, H., Müller, R., & Preuß, B. (2020). *BARMER Pflegereport 2020: Belastungen der Pflegekräfte und ihre Folgen. Schriftenreihe zur Gesundheitsanalyse.* BARMER. https://www.barmer.de/blob/270028/6b0313d72f48b2bf136d92113ee56374/data/barmer-pflegereport-2020-komplett.pdf

Statistisches Bundesamt. (2020, October 7). *Zahl der Intensivbetten in Deutschland von 1991 bis 2018 um 36 % gestiegen* [Press release]. Wiesbaden. https://www.destatis.de/DE/Presse/Pressemitteilungen/2020/10/PD20_N064_231.html

Wildgruber, D., Frey, J., Seer, M., Pinther, K., Koob, C., & Reuschenbach, B. (2020). Arbeitsengagement und Belastungserleben von Health Professionals in Zeiten der Corona-Pandemie - Eine Querschnittstudie. *Pflege, 33*(5), 299–307. https://doi.org/10.1024/1012-5302/a000759

Winker, G. (2020). Aufbau einer solidarischen und nachhaltigen Care-Ökonomie: Ein Plädoyer in Zeiten von Corona. In C. Keitel, M. Volkmer, & K. Werner (Eds.), *X-Texte zu Kultur und Gesellschaft. Die Corona-Gesellschaft: Analysen zur Lage und Perspektiven für die Zukunft* (1st ed., pp. 395–404). transcript; Walter de Gruyter.

World Health Organization. (2021). *WHO Coronavirus (COVID-19) Dashboard.* https://covid19.who.int/

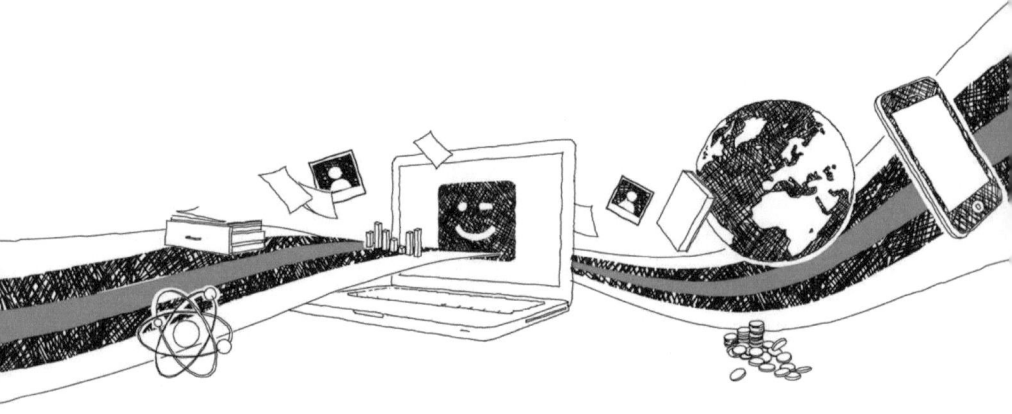
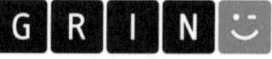